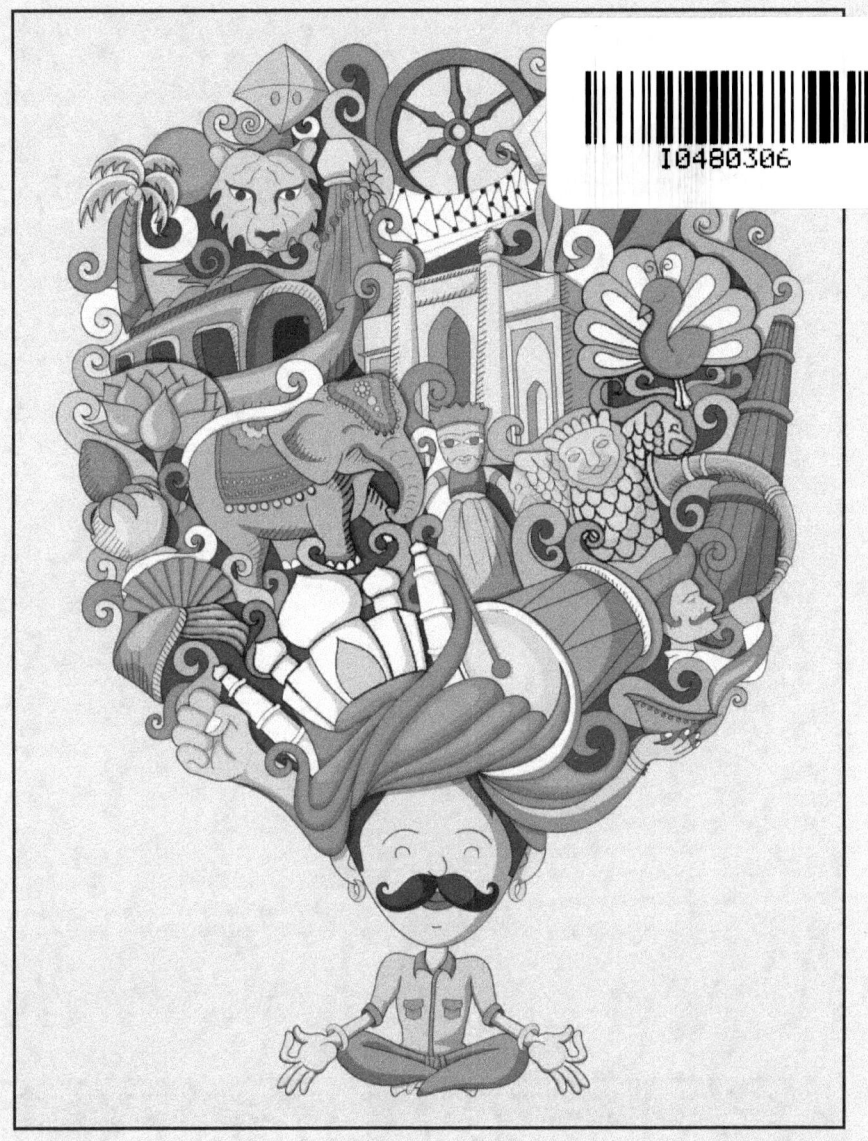

Empfohlen für die neuen Pflegegrade 1, 2 und 3 (ab 2017)

Seniorenbeschäftigung

powered by Denis Geier

Denis Geier präsentiert:

Umschreibung

Band 4: Mit den Gedanken in der Ferne

1.Auflage
Vollständige Taschenbuchausgabe
Deutsche Erstveröffentlichung

Copyright © 2017 by Denis Geier
Quellenangabe siehe Seite 74/75
Herstellung und Verlag: CreateSpace, USA, Charleston,SC
ISBN-13: 978-1974499656
ISBN-10: 1974499650

Sie finden uns im Internet unter:
www.Aktivierungscoach.de

Mit den Gedanken in der Ferne

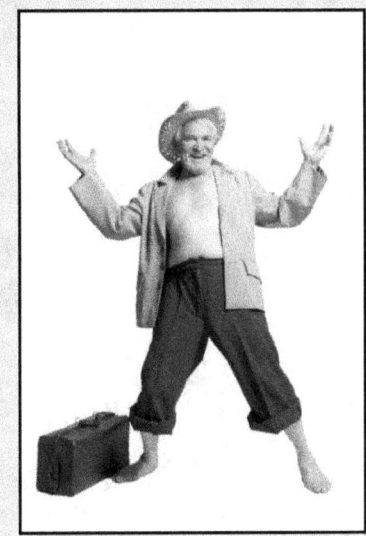

Mit der vierten Ausgabe unserer beliebten Rateheft-Reihe „Umschreibung" reisen Sie, zusammen mit Ihren Bewohnern, diesmal in weit entfernte Regionen unseres wunderschönen Planeten. So geht es darum, exotische, aber dennoch bekannte Pflanzen, Tierarten, Sehenswürdigkeiten, aber auch Traditionen zu erraten. Und auf diese Art vielleicht die eine oder andere Urlaubserinnerung aus der Vergangenheit Ihrer Teilnehmer zu aktivieren.

„Ach, wie schön war doch der Urlaub, damals am Gardasee in Italien. Ich erinnere mich noch, als wäre es gestern gewesen ..."
Nutzen Sie diese Quizrunde und die Lösungsfindung als Kommunikations-

Impulse für Ihre Senioren- bzw. Erinnerungsrunde im Rahmen eines Gruppenangebots und motivieren Sie so, auf einfache Art, Ihre Teilnehmer zum selbständigen Erzählen. Denn es gibt nichts Schöneres für Senioren, als in „eigenen" Erinnerungen zu schwelgen. Nutzen Sie daher die Fragen geschickt als Erinnerungsanreize und bedenken Sie dabei, dass die meisten Menschen nur in ihrer Freizeit verreisen und somit fremde Länder überwiegend in Ihrer Urlaubszeit kennengelernt haben. Darum ist dieses Thema, „Urlaub und fremde Länder", überwiegend mit positiven Erinnerungen und Gefühlen verknüpft.

Wir wünschen Ihnen nun viel Freude und Erfolg mit Ihrem neuen ergänzenden niederschwelligen Beschäftigungsangebot für Ihre Senioren.

Arbeitshinweis: Bedenken Sie bei der Aktivierung von Urlaubserinnerungen, dass Personen des Jahrgangs 1948 bis 1955 meist selten Urlaub im Ausland gemacht haben.

Die Reisewelle der Deutschen begann erst in den 60er Jahren, und auch in dieser Zeit war das Auto das Hauptreisemittel.

Fazit:

Die Reiseziele beschränkten sich überwiegend auf Europa. Erst die Generation ab 1970 reiste regelmäßig wirklich in die Ferne. Bedenken Sie dieses bitte, falls Sie das Angebot als Erinnerungsvorlage nutzen möchten. Gehören Ihre Bewohner also einem jüngeren Jahrgang an (vor 1960), nutzen Sie dieses Angebot bitte nur als Raterunde und versuchen Sie nicht, persönliche Urlaubserinnerungen zu aktivieren, da die Urlaubserinnerungen in solch einem Fall meistens auf Deutschland begrenzt sind und nur die wenigsten Bewohner dieser Generation jemals Urlaub im Ausland gemacht haben. Ausnahmen gibt es natürlich auch hier.

Wichtig: Der Schwierigkeitsgrad der in diesem Buch enthaltenen Fragen ist „schwer". Verwenden Sie die Fragen daher nicht bei Personen, die unter einer Demenz leiden, sondern nur bei noch geistig fitten Personen.

So funktioniert das Beschäftigungsangebot:

Erläutern Sie Ihren Teilnehmern kurz, was Sie jetzt tun. Erklären Sie ihnen, dass Sie nun einige Beschreibungs- bzw. Umschreibungssätze vorlesen werden und das Ziel darin besteht, anhand dieser Sätze zu erraten, was für ein Begriff gesucht wird. Bei diesem Begriff kann es sich um alles Mögliche handeln: Gegenstände, Personen, Orte, Tiere, Festtage und so weiter.
Beispiel: Gesucht wird der Begriff „Mond". Lesen Sie jetzt den ersten Umschreibungssatz laut und deutlich vor. Dann sehen Sie in die Runde, ob irgendjemand eine Idee hat, um welchen Begriff es sich handeln könnte. Sie lassen also die Bewohner zunächst raten. Fällt niemandem etwas ein, wiederholen Sie den ersten Satz noch einmal und lesen zusätzlich den Satz Nummer zwei vor. Sehen Sie anschließend wieder in die Runde

warten Sie auf Vorschläge. Ist die richtige Lösung noch nicht gefunden worden, beginnen Sie bitte abermals mit dem Vorlesen von Satz eins, anschließend Satz zwei und zusätzlich auch noch Satz drei. Danach legen Sie wieder eine Pause ein und warten auf Vorschläge. Dies wiederholen Sie bitte so lange, bis die richtige Lösung gefunden ist oder keine Umschreibungssätze mehr vorhanden sind.

Am Ende geben Sie dann die Auflösung: Der gesuchte Begriff lautet „Mond". Nun können Sie mit dem nächsten Suchbegriff fortfahren.

Viel Vergnügen!

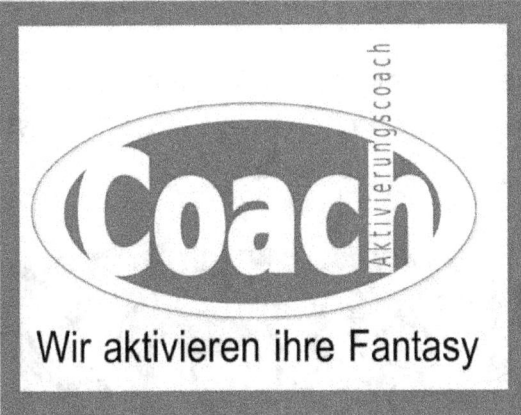

Der gesuchte Begriff ist ein Staat, der mehrere tausend Kilometer von Deutschland entfernt liegt.

Dieses gesuchte Land liegt in Südasien.

Das Himalaya-Gebirge bildet die natürliche Nordgrenze des gesuchten Landes.

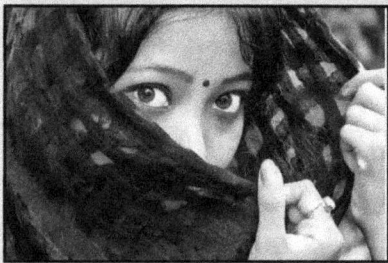

Hinsichtlich der Landesfläche ist der gesuchte Staat das siebtgrößte Land der Erde.

Mit über 1,3 Milliarden Einwohnern (2016) ist das gesuchte Land, nach der Volksrepublik China, das zweitbevölkerungsreichste Land der Erde.

Die bekanntesten Säugetierarten, die in dem gesuchten Land leben, sind der Königstiger und der Indische Elefant.

Der gesuchte Begriff lautet:

„Indien"

Nachdem wir das gesuchte Land Indien erraten haben, suchen wir jetzt einen neuen Begriff, der ebenfalls etwas mit Indien zu tun hat.

Der gesuchte Begriff war ein hinduistischer indischer Herrschertitel.

Indira Gandhi schaffte 1971 sämtliche Adelstitel ab. Seitdem wird der gesuchte Herrschertitel nur noch als ein Höflichkeitstitel genutzt.

Dieser gesuchte Herrschertitel wurde von indischen Fürsten getragen.

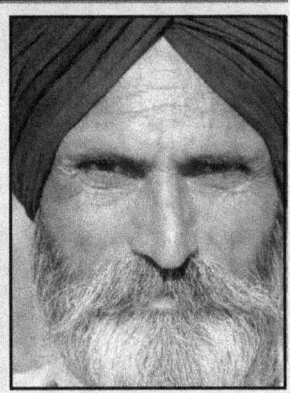

Der gesuchte Adelstitel beginnt mit dem Buchstaben M wie Martha.

Die weibliche Form des gesuchten indischen Herrschertitels lautete Maharani.

Der gesuchte Begriff lautet:

„Maharadscha"

Wir bleiben mit unseren Suchbegriffen im faszinierenden Indien. Wussten Sie, dass in Indien vier verschiedene Religionen entstanden? Eine dieser Religionen ist der nun gesuchte Begriff.

In Indien entstanden die Religionen Jainismus, Sikhismus und Buddhismus. Wie aber heißt die gesuchte vierte Religion?

Die gesuchte Religion ist nach dem Christentum und dem Islam die drittgrößte Glaubensgemeinschaft der Erde.

Die Gläubigen glauben an Reinkarnation und dass das Leben und der Tod sich ständig wiederholen.

Die gesuchte Glaubensgemeinschaft hat viele Götter. Die bekanntesten sind wahrscheinlich der elefantenköpfige Ganesha und die große Shiva.

Etwa 15 % der Weltbevölkerung gehört der gesuchten Religionsgemeinschaft an. Der Name dieser Religion beginnt mit einem H wie Heinrich.

Der gesuchte Begriff lautet:

„Hinduismus"

Nun verlassen wir Indien, und unsere Erinnerungsreise geht weiter ins Land des Lächelns.

Das gesuchte Land ist mit rund 1,37 Milliarden
Einwohnern der bevölkerungsreichste
Staat der Erde.

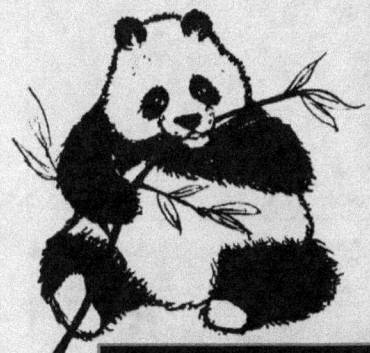

Der gesuchte Begriff ist der
offizielle Name des
„Land des Lächelns".

Die Hauptstadt des
gesuchten Landes ist Peking.

Wenn man an die Tierwelt des gesuchten Landes
denkt, denkt man automatisch an Pandabären.

Die Selbstbezeichnung der Staatsform des gesuchten Landes lautet „Volksrepublik". Dieser Begriff
ist ebenfalls ein Teil des gesuchten Ländernamens.

Der gesuchte Begriff lautet:
„Volksrepublik China"

Bei dem nun gesuchten Begriff handelt es sich um eine bekannte Sehenswürdigkeit.

1987 wurde die gesuchte Sehenswürdigkeit von der UNESCO zum Weltkulturerbe erklärt.

Diese Sehenswürdigkeit steht in der Volksrepublik China.

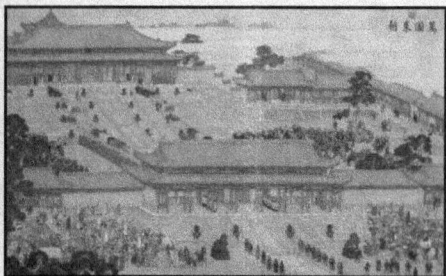

Früher lebten und regierten in dieser Sehenswürdigkeit chinesische Kaiser.

Die gesuchte Sehenswürdigkeit befindet sich im Zentrum der Stadt Peking.

Der einfachen Bevölkerung war der Zutritt in die gesuchte Sehenswürdigkeit verwehrt, was auch den gesuchten Namen erklärt.

Der gesuchte Begriff lautet:

„Die verbotene Stadt"

Der jetzt gesuchte
Begriff ist der
Name
eines Landes.

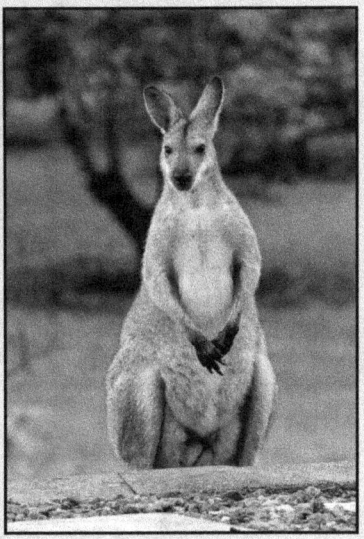

Der Name der
Hauptstadt
lautet Canberra.

Das britische Weltreich
nutzte das
gesuchte Land
als
Sträflingskolonie.

Dieses gesuchte Land
ist auch ein
eigener Kontinent.

Die bekanntesten Vertreter der Tierwelt des
gesuchten Landes sind die Beuteltiere.

Wer an das gesuchte Land denkt, denkt meistens
dabei auch an Kängurus, Koalabären und
Wombats.

Der gesuchte Begriff lautet:

„Australien"

Auch der nächste gesuchte Begriff hat etwas mit dem Kontinent Australien zutun.

Der gesuchte Begriff ist der Name der australischen Ureinwohner.

Diese Ureinwohner Australiens waren Jäger und Sammler.

Das wahrscheinlich bekannteste Werkzeug der gesuchten Ureinwohner ist der Bumerang.

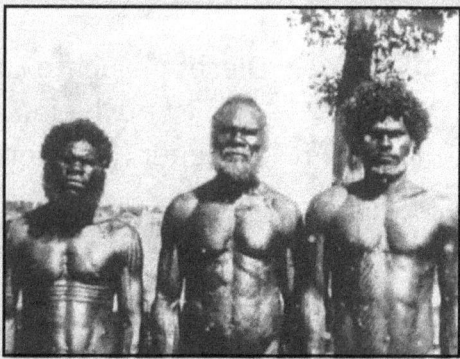

Das bekannteste traditionelle Musikinstrument der gesuchten Ureinwohner nennt man Didgeridoo.

Der Anfangsbuchstabe des gesuchten Begriffs, also der Bezeichnung der Ureinwohner, lautet A wie Anton.

Der gesuchte Begriff lautet:

„Aborigines"

Der gesuchte Begriff ist der Name eines australischen Tiers.

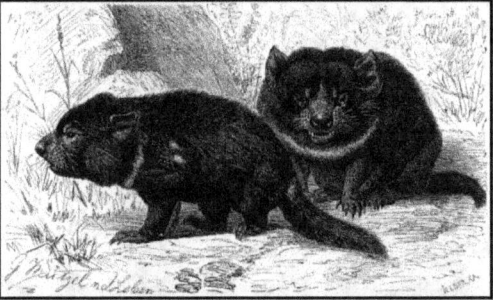

Das gesuchte Tier lebt auf einer Insel von Australien.

Auf dem australischen Festland ist das Tier bereits ausgestorben.

Die Insel, auf der das Tier anzutreffen ist, nannte man bis 1824 Neuholland. Zu Ehren des europäischen Entdeckers Abel Tasman wurde dieser Name jedoch durch Tasmanien ersetzt.

Das gesuchte Tier hat ein schwarzes Fell und ist sehr aggressiv und neugierig. Ein richtiger kleiner Teufel also. In seinem Namen trägt dieser Teufel auch den Namen der Insel, auf der er lebt.

Der gesuchte Begriff lautet:

„Tasmanischer Teufel"

Australien hat viele weltbekannte Sehenswürdig-keiten. Der gesuchte Begriff ist einer davon.

Der gesuchte Begriff wurde 1981 von der UNESCO zum Weltnaturerbe erklärt.

Es handelt sich bei dem gesuchten Begriff nicht um ein Gebäude.

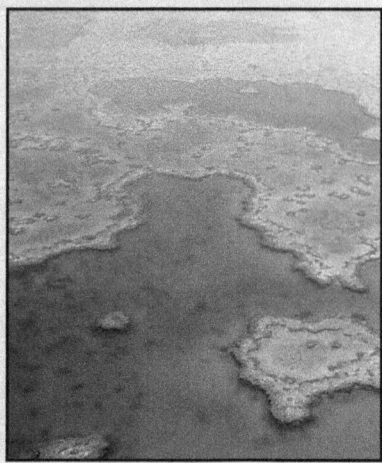

Die gesuchte Sehenswürdigkeit wird auch als eine der sieben Weltwunder der Natur bezeichnet.

Der gesuchte Begriff ist der Name des größten Korallenriffs der Erde.

Da es sich um einen englischen Namen handelt, hier noch eine Hilfe: Der gesuchte Name lautet: Great Barrier R...

Der gesuchte Begriff lautet:

„Great Barrier Reef"

Bei dem nun gesuchten Begriff handelt es sich um ein in Australien beheimatetes Tier, das keinen Beutel besitzt.

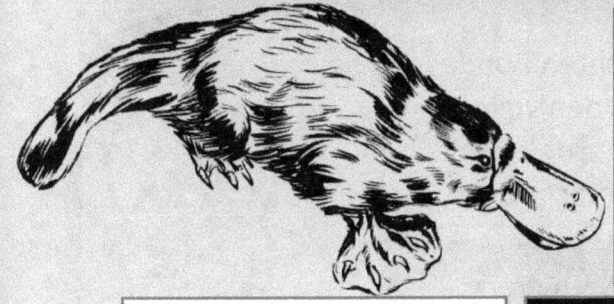

Das gesuchte Tier lebt überwiegend im Wasser.

Die männlichen Tiere gehören zu den wenigen giftigen Säugetieren der Erde. Sie besitzen an den Hinterbeinen 15 Millimeter lange Giftsporne.

Das gesuchte Tier ist ein eierlegendes Säugetier.

Das gesuchte Tier gehört zu der Tierart der Kloakentiere.

Das gesuchte Tier hat wasserabweisendes Fell, einen Ruderschwanz, Schwimmhäute und einen markanten Schnabel.

Der gesuchte Begriff lautet:

„Schnabeltier"

Weiter geht unsere Reise über den Pazifischen Ozean Richtung Amerika. Der nun gesuchte Begriff ist ein Bundesstaat der Vereinigten Staaten.

In dem gesuchten Bundes-staat würden viele Menschen gerne einmal Urlaub machen.

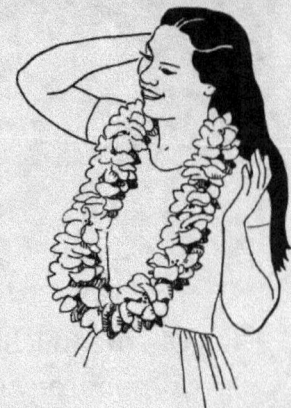

Der gesuchte Begriff ist eine Inselgruppe im Pazifischen Ozean.

Die größten Vulkane der Erde befinden sich auf der gesuchten Inselgruppe.

Als Besucher dieser Inselgruppe bekommt man manchmal zur Begrüßung einen wunderschönen Blumenkranz umgehängt.

Auch der Hula-Tanz hat sich auf der gesuchten Inselgruppe entwickelt.

Der gesuchte Begriff lautet:

„Hawaii"

Auch mit dem nächsten Suchbegriff bleiben wir in den USA.

Gesucht wird ein berühmtes Bauwerk.

Der Anfangsbuchstabe des gesuchten Bauwerks ist ein A wie Anton.

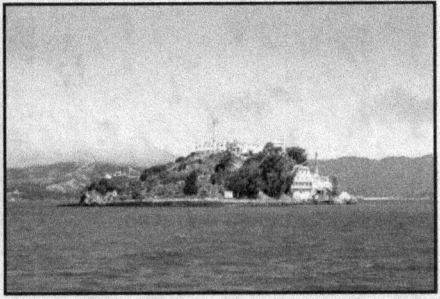

Dieses Bauwerk befindet sich in der wunderschönen Bucht der Stadt San Francisco.

Das gesuchte Bauwerk ist eine sehr kleine Insel, auf der ca. 250 Menschen lebten.

Die gesuchte Sehenswürdigkeit war von 1934 bis 1963 das bekannteste und berüchtigtste Hochsicherheitsgefängnis der USA.

Der gesuchte Begriff lautet:

„Alcatraz"

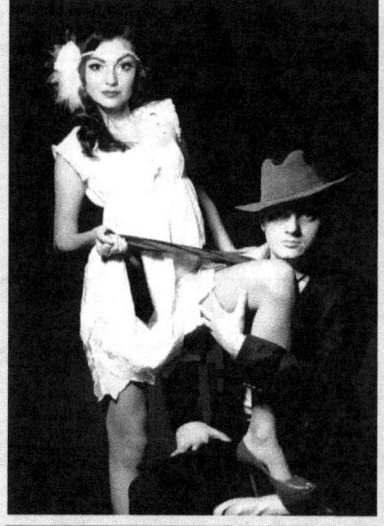

Der nun gesuchte Begriff ist der Name einer amerikanischen Stadt.

Diese Stadt ist die drittgrößte Stadt der Vereinigten Staaten.

Die gesuchte Stadt liegt im Bundesstaat Illinois.

Die gesuchte Stadt war ab 1922 eine berühmte Jazzmetropole.

Doch nicht nur Jazz machte die Stadt weltberühmt, auch skrupellose Gangsterbosse wie Bugs Moran, Johnny Torrio und Al Capone verbindet man mit der gesuchten Stadt.

Der Anfangsbuchstabe der gesuchten Stadt lautet C wie Casablanca.

Der gesuchte Begriff lautet:

„Chicago"

Der jetzt gesuchte Begriff ist der Name eines Nationalparks in den Vereinigten Staaten.

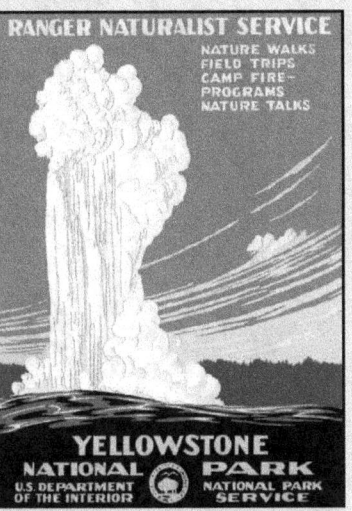

Dieser Park wurde am 1. März 1872 gegründet und ist damit der älteste Nationalpark der Welt.

1978 wurde der gesuchte Nationalpark zum UNESCO-Weltnaturerbe erklärt.

Der gesuchte Park ist vor allem für seine geothermalen Quellen wie Geysire und Schlammtöpfe bekannt.

Auf Deutsch würde der gesuchte Nationalpark „Gelber Stein" heißen.

Der Name des gesuchten Nationalparks lautet Yellow...?

Der gesuchte Begriff lautet:

„Yellowstone"

Dafür, dass die meisten kein Englisch in der Schule gelernt haben, funktioniert diese Raterunde ganz gut. Der Name des Nationalparks lautete also Yellowstone. Wenn ich diesen Namen höre, fällt mir dabei sofort ein Lied ein. Wie könnte das Lied heißen, was mir bei dem Namen Yellowstone eingefallen ist?

Das gesuchte Lied ist ein englischer Hit aus dem Jahre 1966.

Ein bekannter Zeichentrickfilm trägt ebenfalls den gesuchten Titel.

Das Lied wurde von den Beatles veröffentlicht.

Bei dem gesuchten Lied geht es um ein gelbes Unterseeboot.

Der gesuchte Begriff lautet:

„Yellow Submarine"

Jetzt geht unsere Reise weiter durch die Vereinigten Staaten von Amerika.

Gesucht wird der Name eines 3.778 Kilometer langen amerikanischen Flusses.

Der Name steht nicht nur für den gesuchten Fluss, sondern ist identisch mit dem Namen eines amerikanischen Bundesstaats.

Der gesuchte Fluss entspringt nördlich von Minnesota und mündet südlich von New Orleans in den Golf von Mexiko.

Auch der Roman „Huckleberry Finn" von Mark Twain spielt an dem gesuchten Fluss.

Wenn man an den gesuchten Fluss denkt, denkt man automatisch auch an riesige Schiffe, vor allem an Raddampfer, die das Bild des Flusses prägen.

Der gesuchte Begriff lautet:

„Mississippi"

Jetzt verlassen wir die Vereinigten Staaten von Amerika, bleiben aber auf dem amerikanischen Kontinent. Gesucht wird der Name eines Ureinwohnervolks.

Diese Ureinwohner lebten in Mittelamerika und stellten eine mächtige Hochkultur dar.

In der Religion der gesuchten Ureinwohner waren Menschenopfer durchaus üblich.

Auf der Suche nach Gold unterwarfen die Spanier das gesuchte Ureinwohnervolk.

In ihren prächtigen Städten gab es Paläste, Observatorien und Ballspielplätze sowie riesige Stufenpyramiden.

Diese Ureinwohner sind berühmt für ihren Anbau von Mais, ihre Mathematik und für ihren hoch entwickelten Kalender.

Der gesuchte Begriff lautet:

„Maya"

Weiter geht unsere Reise nun nach Südamerika.

Gesucht wird der
Name
eines
Flusses.

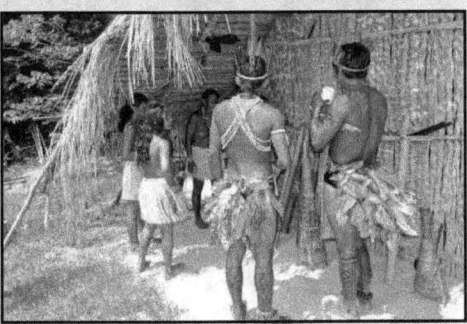

Dieser Fluss wird auch heute noch von den
Einheimischen als Hauptverkehrsader genutzt.

Der gesuchte Fluss ist an einigen Stellen
bis zu 11 Kilometer breit.

20 % des gesamten Süßwassers der Erde fließen
durch den gesuchten Fluss in den Atlantik.

Auch der Regenwald in Brasilien wird wie der
gesuchte Fluss genannt. Der Anfangsbuchstabe
des Flusses und des Regenwaldes
ist ein A wie Amsterdam.

Der gesuchte Begriff lautet:

„Amazonas"

Wir bleiben in Südamerika und konzentrieren uns auf Brasilien. Dieses Land zählt zu den artenreichsten Ländern unserer Erde, und darum ist es auch nicht verwunderlich, dass der nun gesuchte Begriff der Name einer Tierart ist.

Das gesuchte Tier ernährt sich von Samen, Beeren und Früchten, aber auch von Insekten und deren Larven.

Das gesuchte Tier hat einen kräftigen Schnabel.

Bei dem gesuchten Tier handelt es sich um einen Vogel, der meistens recht farbenprächtig wirkt.

Andere Bezeichnungen für das gesuchte Tier sind auch Kakadu oder Ara.

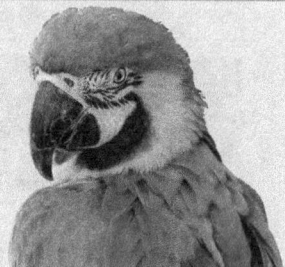

Einige der gesuchten Tiere können Geräusche und Sprache imitieren.

Der gesuchte Begriff lautet:

„Papagei"

Wir bleiben in Brasilien und reisen jetzt mit unseren Gedanken nach Rio de Janeiro. Welche Sehenswürdigkeiten fallen Ihnen bei dem Gedanken an Rio ein?

Gesucht wird eine dieser Sehenswürdigkeiten.

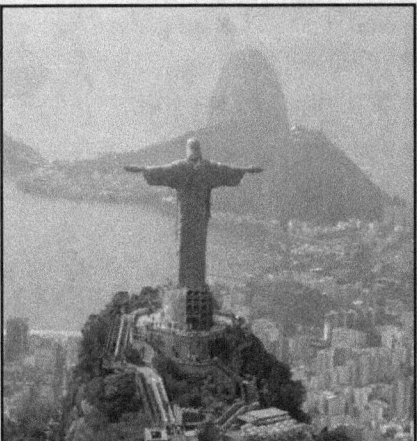

Die gesuchte Sehenswürdigkeit steht auf einem Berg.

Die gesuchte Sehenswürdigkeit existiert erst seit 1931.

Dabei handelt es sich um eine 30 Meter hohe und ca. 1.145 Tonnen schwere Figur.

Diese Sehenswürdigkeit ist einer der berühmtesten Statuen in der Welt.

Der gesuchte Begriff lautet:

„Christusstatue"

Der nächste gesuchte Begriff verschlägt uns nach Florida.

Der gesuchte Begriff ist ein weltbekannter mysteriöser Ort.

Dieser gesuchte Ort befindet sich im Wasser.

Über diesen Ort auf dem Meer gibt es viele seltsame Geschichten.

An diesem seltsamen Ort verschwinden sogar ganze Schiffe und Flugzeuge spurlos.

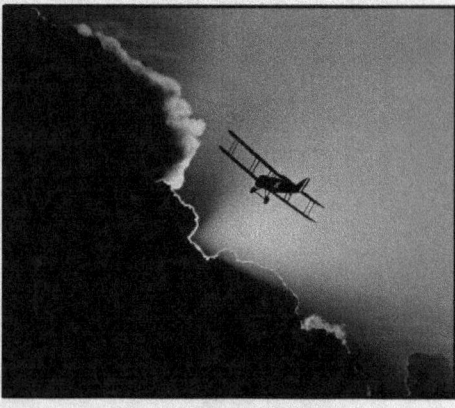

Einige nennen den gesuchten Ort auch Teufelsdreieck.

Der gesuchte Begriff lautet:

„Bermudadreieck"

Weiter geht nun unsere Erinnerungsreise zum Inselstaat Kuba, der in der Karibik liegt. Mit dieser Insel verbindet man eine Menge Dinge. Eines dieser „Dinge" ist der gesuchte Begriff.

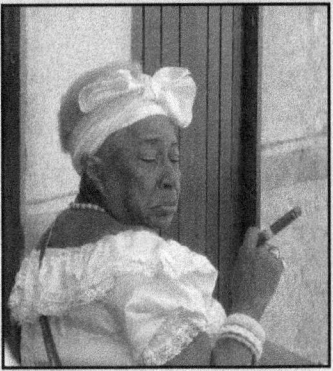

Der gesuchte Begriff wird meisten in Handarbeit hergestellt.

Der gesuchte Begriff wird immer aus Laubblättern von Pflanzen hergestellt.

Bei dem gesuchten Begriff handelt es sich um ein Genussmittel.

Der gesuchte Begriff ist die Bezeichnung für eine aus Kuba stammende und aus kubanischem Tabak hergestellte Zigarre.

Diese Zigarre trägt denselben Namen wie die Hauptstadt der Insel Kuba.

Der gesuchte Begriff lautet:

„Havannazigarre"

Der nun gesuchte Begriff ist der Name eines Meeres, welches zu den größten Meeren der Erde gehört.

Dieses Meer liegt direkt vor Nord- und Südamerika.

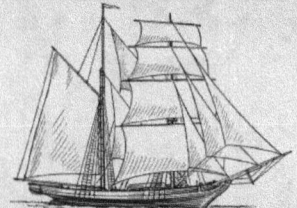

Aber auch einige der größten Inseln der Erde liegen in dem gesuchten Meer. Zum Beispiel die Britischen Inseln, Grönland sowie auch Irland.

Christoph Kolumbus überquerte das gesuchte Meer 1492 und entdeckte dabei Amerika.

Umgangssprachlich wird dieser Ozean auch häufig als „Großer Teich" bezeichnet.

Der Anfangsbuchstabe des gesuchten Meers lautet A wie Anton. Es ist aber nicht der Arktische und auch nicht der Antarktische Ozean, der hier gesucht wird.

Der gesuchte Begriff lautet:

„Atlantische Ozean"

Nachdem wir nun den Atlantischen Ozean erraten haben, überqueren wir diesen in Gedanken und erreichen jetzt die „Wiege der Menschheit".

Der neue gesuchte Begriff ist der Name des Kontinents, den wir nun in Gedanken betreten.

Umgangssprachlich wird der gesuchte Kontinent auch oft als der schwarze Kontinent bezeichnet.

Auf dem gesuchten Kontinent lebten einst auch die mächtigen Pharaonen von Ägypten.

Auch Tiere, die wir alle kennen, leben auf dem gesuchten Kontinent. Zum Beispiel Zebras oder Giraffen.

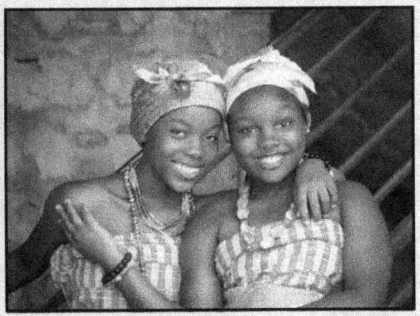

Auf dem gesuchten Kontinent leben mehr dunkelhäutige Menschen als auf unserem Kontinent.

Der gesuchte Begriff lautet:

„Afrika"

Wir bleiben in Afrika und sehen uns die Tierwelt etwas genauer an. Der gesuchte Begriff ist der Name eines afrikanischen Tieres.

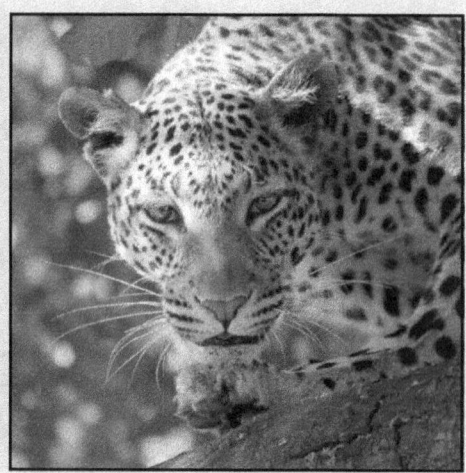

Das gesuchte Tier gehört zu den sogenannten „Big Five"-Tieren von Afrika.

Das gesuchte Tier kann auch auf Bäume klettern.

Bei dem gesuchten Tier handelt es sich um eine Raubkatze.

Die gesuchte Raubkatze hat eine auffällige Fellzeichnung.

Der männliche Vorname Leopold erinnert etwas an den Namen des gesuchten Raubtiers.

Der gesuchte Begriff lautet:

„Leopard"

Nun erkunden wir die atemberaubende Landschaft von Afrika. Der gesuchte Begriff ist solch eine natürliche Sehenswürdigkeit.

Bei dem gesuchten Begriff handelt es sich um einen berühmten Berg in Tansania.

Der gesuchte afrikanische Berg war von 1885 bis 1918 das höchste Gebirge des Deutschen Reichs.

Von 1902 bis 1964 wurde dieser afrikanische Berg auch Kaiser-Wilhelm-Spitze genannt.

Auf diesem afrikanischen Berg liegt, trotz tropischer Hitze, fast immer Schnee. Zumindest auf der Bergspitze.

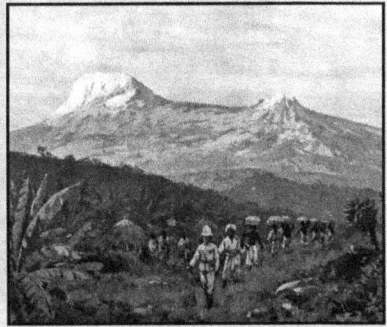

Der Anfangsbuchstabe des gesuchten Berges lautet K wie Konrad.

Der gesuchte Begriff lautet:

„Kilimandscharo"

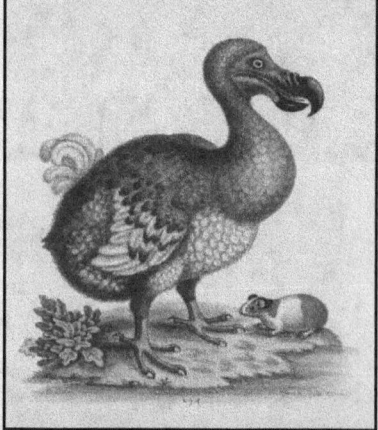

Der jetzt gesuchte Begriff ist der Name eines Inselstaats, der zum afrikanischen Kontinent gehört.

Die gesuchte Insel kann man durchaus als Traumurlaubsziel bezeichnen.

Der Anfangsbuchstabe der gesuchten afrikanischen Insel lautet M wie Martha.

Die gesuchte Insel liegt im Indischen Ozean.

Das bekannteste Tier ist der Dodo, der ausschließlich auf der gesuchten Insel vorkam. Leider ist dieser flugunfähige Vogel bereits ausgestorben.

Die gesuchte Insel ist ebenfalls für seine Briefmarken sehr berühmt.

Der gesuchte Begriff lautet:

„Mauritius"

Der nun gesuchte Begriff ist ebenfalls ein afrikanischer Inselstaat und beginnt ebenfalls mit dem Anfangsbuchstaben M wie Martha.

Der gesuchte Inselstaat ist flächenmäßig der zweitgrößte der Welt.

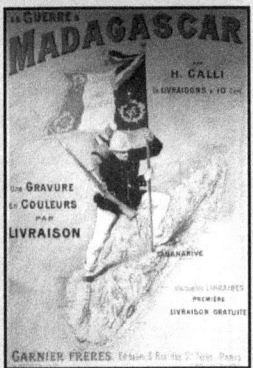

Der gesuchte Inselstaat besitzt eine einzigartige Fauna und Flora.

Die bekanntesten Tiere des gesuchten Inselstaats sind die Lemuren. Diese kommen ausschließlich auf der gesuchten Insel vor.

Obwohl Afrika die Wiege der Menschheit ist, wurde das Gebiet der gesuchten Insel als Letztes von Menschen besiedelt.

Zwischen 1680 und 1725 war die gesuchte Insel ein richtiges Piratennest bzw. ein wichtiger Piratenstützpunkt.

Der gesuchte Begriff lautet:

„Madagaskar"

Nachdem wir nun auch die Geheimnisse des afrikanischen Kontinents erraten haben, begeben wir uns auf die Rückreise zu unserem eigenen Kontinent.

Wissen Sie, welcher Kontinent gemeint ist?

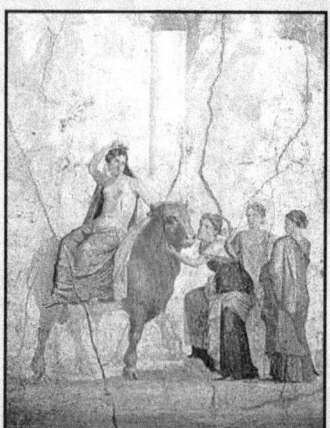

Der afrikanische Kontinent ist durch das Mittelmeer vom gesuchten Kontinent getrennt.

Der gesuchte Kontinent trägt denselben Namen wie eine bekannte Königstochter, die auf einem Stier saß.

Der Anfangsbuchstabe der Königstochter und somit auch des gesuchten Kontinents lautet E wie Edison.

Auch die Bundesrepublik Deutschland liegt auf dem gesuchten Kontinent.

Der gesuchte Begriff lautet:

„Europa"

Auf dem europäischen Kontinent gibt es viele große Städte. Gesucht wird nun der Name einer dieser Städte.

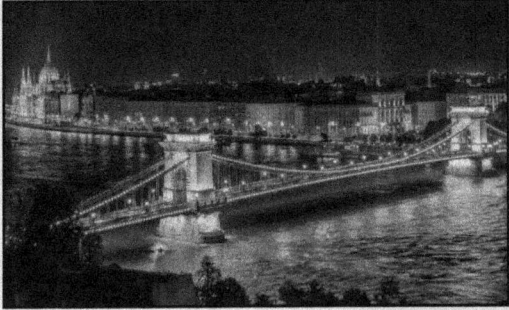

Die gesuchte Stadt hat weit über eine Million Einwohner.

Die gesuchte Stadt liegt an dem Fluss Donau.

Der Anfangsbuchstabe der gesuchten Stadt ist ein B wie Berta.

Die gesuchte Stadt entstand erst 1849 durch die Vereinigung der beiden Stadthälften Pest und Buda.

Die gesuchte Stadt ist die Hauptstadt und zugleich auch die größte Stadt von Ungarn.

Der gesuchte Begriff lautet:

„Budapest"

Der nun gesuchte Begriff ist der Name einer europäischen Sehenswürdigkeit.

Diese Sehenswürdigkeit steht nicht in Deutschland.

Die gesuchte Sehenswürdigkeit steht in einer Nachbarstadt von Paris.

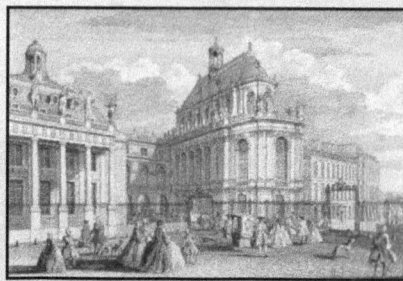

Bei der gesuchten Sehenswürdigkeit handelt es sich um eine Palastanlage im Barock-Baustil.

Die gesuchte Sehenswürdigkeit war bis zur Französischen Revolution die Hauptresidenz der Könige von Frankreich.

Der wahrscheinlich bekannteste Bewohner der gesuchten Sehenswürdigkeit war der französische König Ludwig der 14., auch als „der Sonnenkönig" bekannt.

Der gesuchte Begriff lautet:

„Schloss Versailles"

Doch Frankreich besitzt noch mehr berühmte Monumente. Eines davon ist der jetzt gesuchte Begriff.

Der gesuchte Begriff ist ein Bauwerk, das in Paris steht.

Das gesuchte Bauwerk wird ständig von Autos umkreist.

Besucher gelangen nur durch eine Unterführung zu dem gesuchten Bauwerk.

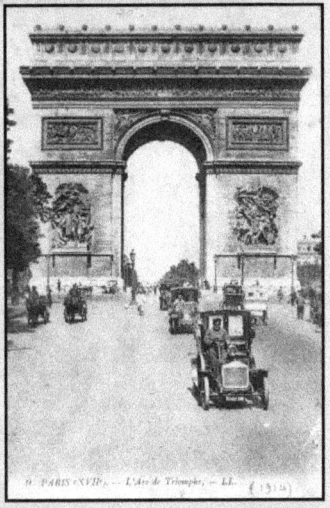

Das gesuchte Bauwerk wurde in der Zeit von 1806 bis 1836 errichtet.

Unter dem gesuchten Begriff liegt das Grabmal eines unbekannten Soldaten aus dem Ersten Weltkrieg.

Der gesuchte Begriff lautet:

„Triumphbogen"

Es gibt viele Dinge, die wir als typisch französisch definieren würden. Der gesuchte Begriff gehört ebenfalls zu unseren Klischeevorstellungen, wenn wir an Franzosen denken.

Der gesuchte Begriff ist ein Nahrungsmittel.

Wenn wir uns einen gemütlich-dickbäuchigen französischen Mann vorstellen, hat dieser meist eine rote Nase und ein Glas Wein in der Hand. In der anderen Hand hat dieser Mann den gesuchten Begriff.

Laut unseren Vorurteilen essen die Franzosen sehr gerne Froschschenkel, Schnecken, Käse und natürlich den gesuchten Begriff.

Der gesuchte Begriff, wird von den Franzosen auch „Stöckchen" bzw. „Stäbchen" genannt.

Andere Bezeichnungen für den gesuchten Begriff sind in Deutschland auch Pariser Weißbrot oder kurz Pariser.

Der gesuchte Begriff lautet:

„Baguette"

Was ist typisch französisch?

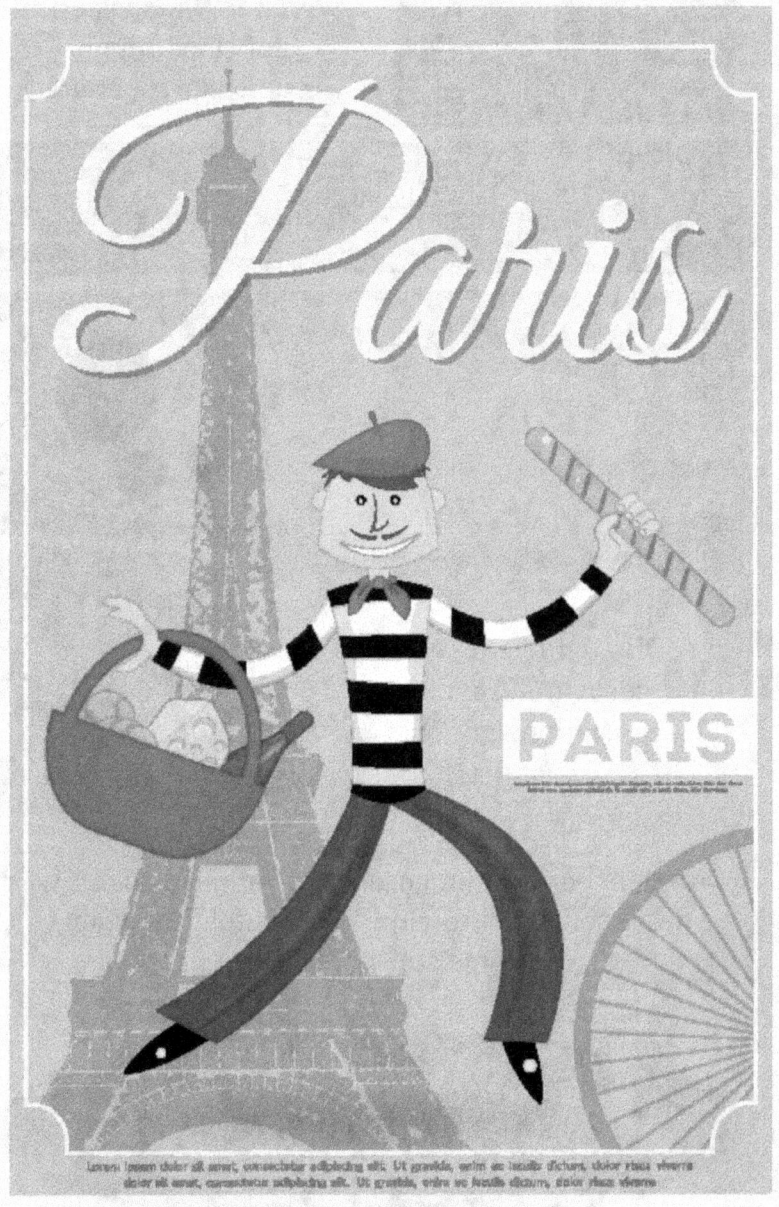

Der gesuchte Begriff ist der Name eines beliebten Nationalgerichts.

Traditionell wird das gesuchte Nationalgericht auf einer offenen Feuerstelle zubereitet.

Dieses gesuchte Nationalgericht wird in einer großen, kreisrunden und sehr flachen Metallpfanne zubereitet.

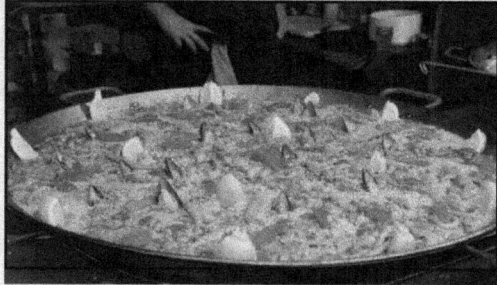

Das gesuchte Gericht ist ein spanisches Nationalgericht, das auch bei vielen Deutschen sehr beliebt ist.

Die wichtigste Zutat des gesuchten spanischen Nationalgerichts ist Reis.

Vor dem Verzehr des gesuchten Nationalgerichts wird das Essen mit Zitronensaft beträufelt. Dazu gibt es meistens Weißbrot.

Der gesuchte Begriff lautet:

„Paella"

Auch in der italienischen Küche finden wir viele kulinarische Spezialitäten. Eine davon ist der von uns gesuchte Begriff.

Der Rohstoff des gesuchten Begriffs wächst auf Bäumen.

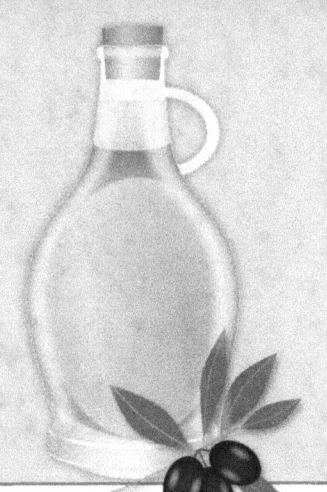

Die Farbtöne des gesuchten Begriffs können von grün-bräunlich bis hellgelb variieren.

Der gesuchte Begriff ist flüssig.

Der gesuchte Begriff ist ein gepresstes Pflanzenöl.

Der gesuchte Begriff wird zum Braten und Frittieren verwendet. Aber auch zur Verfeinerung von Salaten.

Der gesuchte Begriff lautet:

„Olivenöl"

Der nun gesuchte Begriff ist ein Staat in Europa.

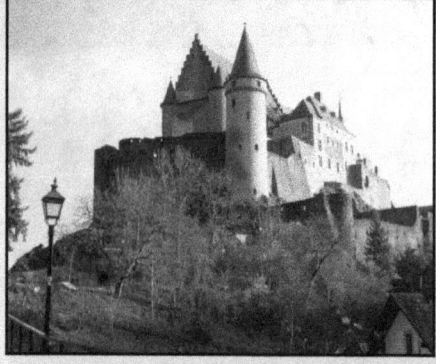

Bei dem gesuchten Land handelt es sich um einen der neun Nachbarstaaten von Deutschland.

Das gesuchte Nachbarland ist das letzte Großherzog- bzw. Großfürstentum in Europa.

Das gesuchte Nachbarland gehört auch zu den drei Beneluxstaaten.

Die Hauptstadt des gesuchten Landes heißt Luxemburg, doch wie heißt das gesuchte Land?

Der Name der Hauptstadt und des gesuchten Landes sind identisch.

Der gesuchte Begriff lautet:

„Luxemburg"

Der jetzt gesuchte Begriff ist ein antikes Bauwerk.

Das gesuchte Bauwerk wurde in der Antike, zwischen 72 und 80 n. Chr., errichtet.

Bei diesem Bauwerk handelt es sich um ein berühmtes Amphitheater.

Das gesuchte Bauwerk ist auch ein Wahrzeichen der italienischen Stadt Rom.

Das Bauwerk diente früher als Veranstaltungsort von höchst grausamen Unterhaltungsspielen, zum Beispiel Gladiatorenkämpfen.

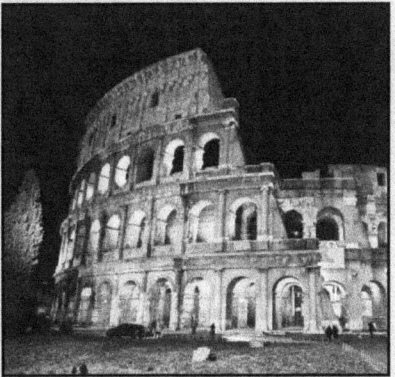

Der Anfangsbuchstabe des gesuchten Bauwerks ist ein K wie Kaiser.

Der gesuchte Begriff lautet:

„Kolosseum"

Von Italien geht unsere Reise nun weiter in das Vereinigte Königreich, Großbritannien. Der gesuchte Begriff ist dort ein Touristenmagnet.

Der gesuchte Begriff ist kein Gebäude, sondern nur ein wichtiger Teil davon.

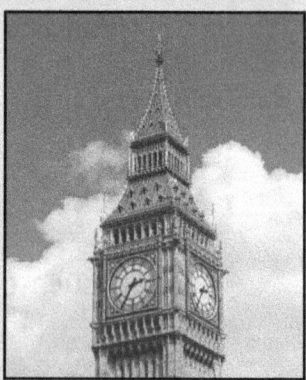

Die gesuchte Sehenswürdigkeit steht in der Hauptstadt London.

Der Standort des gesuchten Begriffs ist in der unmittelbaren Nähe der Westminster Bridge und somit auch des Flusses Themse.

Bei dem gesuchten Begriff handelt es sich um den Namen einer berühmten Glocke.

Die gesuchte Glocke hängt im Elizabeth Tower und ist die schwerste der fünf dort hängenden Glocken im Uhrturm.

Der gesuchte Begriff lautet:

„Big Ben"

Jetzt verlassen wir London, bleiben aber auf unserer Ratereise in Großbritannien.

Der gesuchte Begriff ist der Name eines in der Jungsteinzeit errichteten Bauwerks.

Über das gesuchte Bauwerk gibt es viele mystische Sagen und Legenden.

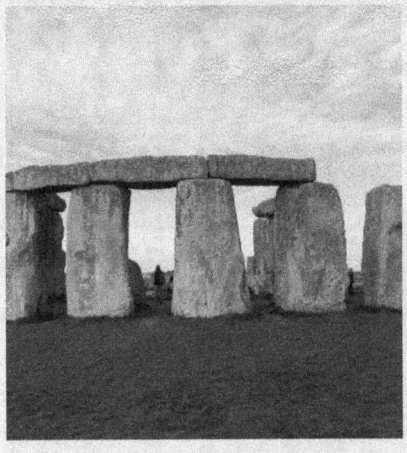

Das Bauwerk wurde aus riesigen Steinblöcken erstellt.

Seit 1986 gehört das gesuchte Bauwerk zum UNESCO-Weltkulturerbe.

Das gesuchte Bauwerk besteht aus einer Grabenanlage sowie auffälligen Steinkreisen.

Der gesuchte Begriff lautet:

„Stonehenge"

Robin Hood

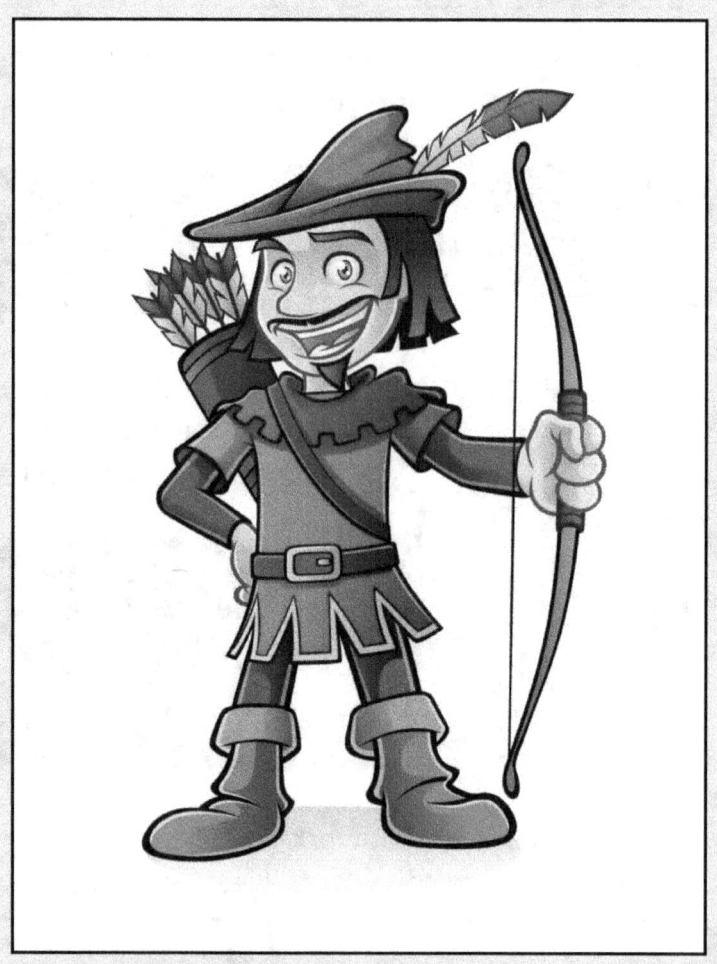

Bevor wir nun die Britischen Inseln verlassen, machen wir noch einen kleinen Abstecher nach Sherwood Forest. Dort lebte nämlich eine berühmte Persönlichkeit, deren Namen wir jetzt suchen.

Bei der gesuchten Person handelt es sich um einen enteigneten angelsächsischen Adeligen.

Diese berühmte Persönlichkeit lebte im Wald von Sherwood Forest und bestahl mit Vorliebe den dort regierenden Sheriff von Nottingham.

Die gesuchte Person war aber auch romantisch veranlagt und verliebte sich deshalb in die Maid Marian.

Bekannte Begleiter der gesuchten Person sind unter anderem: Little John, Friar Tuck und Will Scarlet.

Die gesuchte Person war jedoch nicht nur ein Räuber, sondern auch eine gerechte Persönlichkeit, die von den Reichen stahl und dann die Beute an die Armen verschenkte.

Der gesuchte Begriff lautet:

„Robin Hood"

Der nun gesuchte Begriff gehört zu den beliebtesten Urlaubszielen der Deutschen.

Weniger als drei Flugstunden benötigt man für die Anreise aus Deutschland.

Das gesuchte Urlaubsziel gehört zu Spanien und ist eine Insel im Mittelmeer.

Das gesuchte Urlaubsziel wird scherzhaft auch gerne als 17. Bundesland von Deutschland betitelt.

Das gesuchte Urlaubsziel ist Teil der spanischen Baleareninseln.

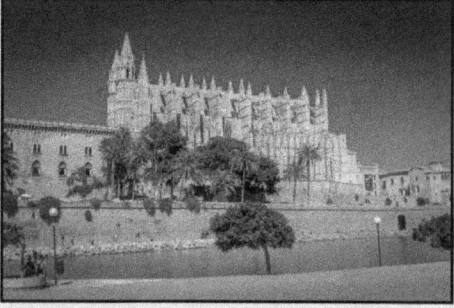

Die bekanntesten Sehenswürdigkeiten des gesuchten Urlaubsziels sind die Kathedrale von Palma, der Ort Cala Millor und natürlich der Ballermann.

Der gesuchte Begriff lautet:

„Mallorca"

Auch der jetzt gesuchte Begriff ist eine beliebte Urlaubsregion, die im Mittelmeer liegt.

Bei dem gesuchten Urlaubsland handelt es sich aber nicht um eine Insel.

Das gesuchte Urlaubsland ist für seine faszinierenden Tauchgebiete bekannt.

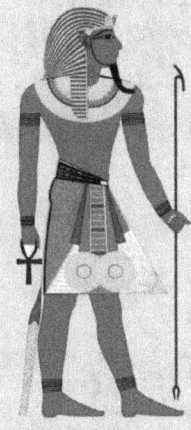

Die bekannteste Persönlichkeit des gesuchten Landes war wahrscheinlich eine Frau, die mit ihrer Schönheit schon Julius Cäsar verzauberte.

Wenn man an das gesuchte Land denkt, denkt man meistens auch an Beduinen und Wüstenschiffe.

Die Pyramiden von Gizeh zählen zu den bekanntesten Bauwerken des gesuchten Urlaubslandes.

Der gesuchte Begriff lautet:

„Ägypten"

Wir bleiben in der Region, suchen aber nun den Namen einer berühmten Stadt.

Die gesuchte Stadt liegt nicht in Ägypten, aber im Nachbarstaat Israel.

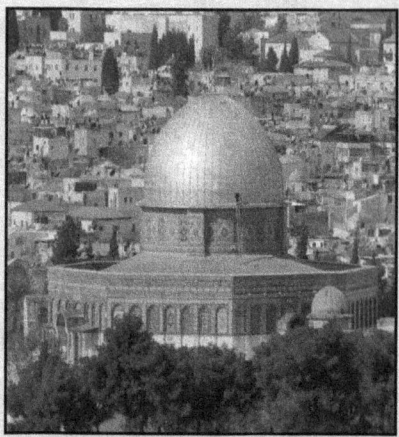

Die Hauptstadt von Israel trägt den gesuchten Stadtnamen.

Die gesuchte Stadt hat eine sehr hohe religiöse Bedeutung.

Zu den bekanntesten Sehenswürdigkeiten der gesuchten Stadt zählen zum Beispiel die Klagemauer und der Tempelberg.

Die ersten vier Anfangsbuchstaben des gesuchten Landes lauten: J, E, R und U.

Der gesuchte Begriff lautet:

„Jerusalem"

Unsere Reise geht nun über das Mittelmeer weiter, bis zu einem Land, dessen Umrisse an einen Reitstiefel erinnern.

Richtig, das Land ist Italien, aber der gesuchte Begriff ist eine Stadt in Italien.

Wie Paris ist auch die gesuchte Stadt ein beliebter Ort für Verliebte.

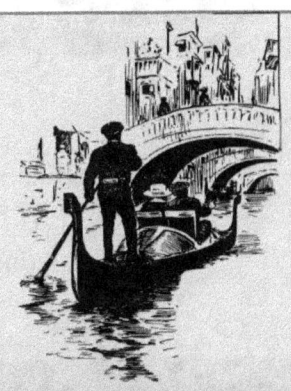

Die gesuchte Stadt ist eine der ältesten und faszinierendsten Städte Europas und beginnt mit dem Anfangsbuchstaben V wie Viktor.

Die gesuchte Stadt liegt auf einer Lagune.

Eine Gondelfahrt auf dem Canale Grande gehört für jeden Besucher der gesuchten Stadt zum Pflichtprogramm.

Der gesuchte Begriff lautet:

„Venedig"

Nun geht es mit den Gedanken wieder in unsere Heimat. Doch die Planungen für den nächsten Urlaub beginnen sofort.

Der gesuchte Begriff hat etwas mit Urlaubsplanung zu tun.

Früher hat man sich in dem gesuchten Begriff gerne Urlaubsinspirationen geholt.

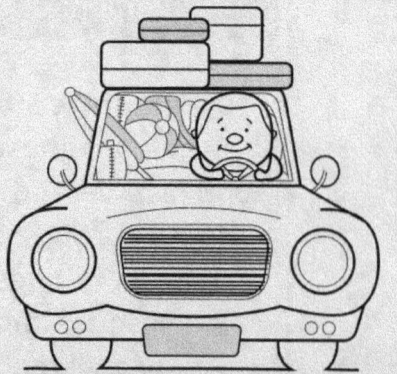

Der gesuchte Begriff bestand früher immer aus Papier.

Den gesuchten Begriff hat man früher bei einem Besuch im Reisebüro erhalten.

Im gesuchten Begriff standen alle wichtigen Informationen über die Reise sowie auch der Reisepreis.

Der gesuchte Begriff lautet:

„Reisekatalog"

Nach der Reisebuchung beginnt oft der Stress erst richtig. Es muss geprüft werden, ob wir alles für die Reise haben. Doch ein Kleidungsstück fehlt.

Das gesuchte Kleidungsstück wird in der Regel sehr selten getragen.

Das gesuchte Kleidungsstück wird sowohl von Männern wie auch Frauen getragen. Frauen tragen aber dazu meistens noch ein Ergänzungsteil.

Im Winterurlaub nehmen wir das gesuchte Kleidungsstück seltener mit.

Niemand ärgert sich, wenn das Kleidungsstück nass wird. Selbst dann ziehen wir es nicht aus.

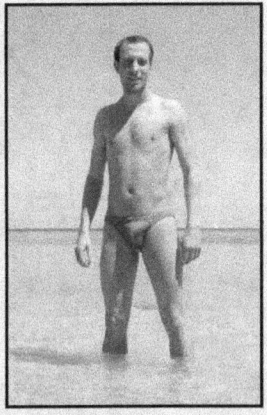

Das gesuchte Kleidungsstück ist bei jedem Strandurlaub unentbehrlich.

Der gesuchte Begriff lautet:

„Badehose"

Der gesuchte Begriff wird gerne beim Strandurlaub genutzt.

Doch wenn wir verreisen, nehmen wir den gesuchten Begriff selten mit.

Der gesuchte Begriff besteht aus Stoff oder Kunststoff.

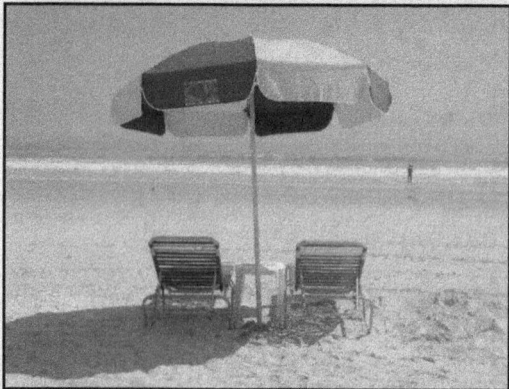

Den gesuchten Begriff kann man aufklappen. Man kann aber nicht auf ihm sitzen.

In einigen Ländern kann man den gesuchten Begriff am Strand mieten, am Hotelpool ist dieser jedoch meistens kostenlos.

Der gesuchte Begriff ist ein Schattenspender.

Der gesuchte Begriff lautet:

„Sonnenschirm"

Der gesuchte Begriff hat meistens das
Standardmaß 100 x 150 cm.
Größer ist natürlich auch möglich.

Trotz dieser Größe
nehmen wir meistens
mehrere Exemplare des
gesuchten Begriffs mit.

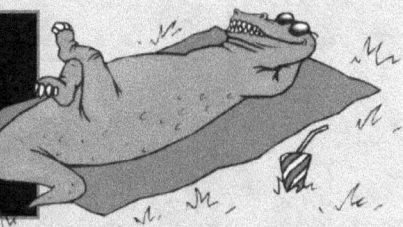

Der gesuchte Begriff
besteht meistens aus
Baumwolle oder
Frottee.

Der gesuchte Begriff wird gerne als
Sonnenliege benutzt.

Der gesuchte Begriff kann am Strand, aber auch im
Badezimmer verwendet werden.

Nach dem Schwimmen oder Duschen nutz man
den gesuchten Gegenstand, um sich zu trocknen.

Der gesuchte Begriff lautet:

„Strandtuch"

Der gesuchte Begriff ist eine behördliche Genehmigung, die das Einreisen, Durchreisen oder den Aufenthalt in einem fremden Land erlaubt.

Bis 1990 kannte der deutsche Gesetzgeber das gesuchte Wort nicht.

Der gesuchte Begriff ist ein Dokument, das vom Gastgeberland erstellt wird.

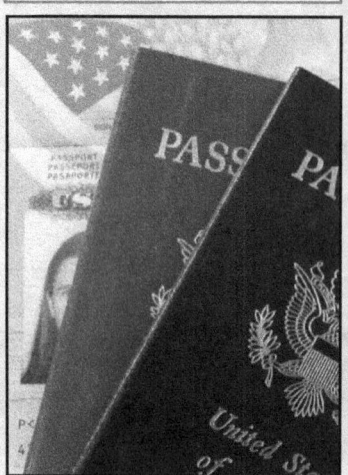

Das gesuchte Dokument muss meistens vor dem Urlaub im Konsulat bzw. in der Botschaft beantragt werden.

In 177 Staaten benötigt man als Deutscher das gesuchte Dokument nicht.

Für das gesuchte Dokument muss man häufig Gebühren bezahlen.

Der gesuchte Begriff lautet:

„Visum"

Der gesuchte Begriff ist eine Bezeichnung für eine immer beliebter werdende Reiseart.

Der Reisende hat mit dieser Art von Reise sein Hotelzimmer immer in seiner Nähe.

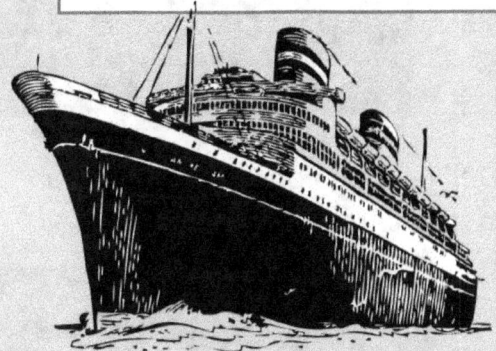

Mit der gesuchten Reiseart kann man mehre Reiseziele während eines Urlaubs erleben.

Diese gesuchte Art des Reisens ist eine schöne „Rundreise", nur ohne Hotelwechsel.

Während dieser Reise kann es vorkommen, dass man tagelang keinen Fuß auf festen Boden setzt.

Das Kapitänsdinner ist ein besonderes Abendessen auf dieser Reise.

Der gesuchte Begriff lautet:

„Kreuzfahrt"

Der gesuchte Begriff gehört in jedes Reisegepäck. Urlauber aus Großbritannien verzichten jedoch häufig auf den gesuchten Begriff.

Der gesuchte Begriff wird auf die Haut aufgetragen.

Der gesuchte Begriff ist als Schutzmaßnahme im Urlaub unverzichtbar.

Die berühmte Delial-Salbe von 1933 gehört zu dem gesuchten Begriff.

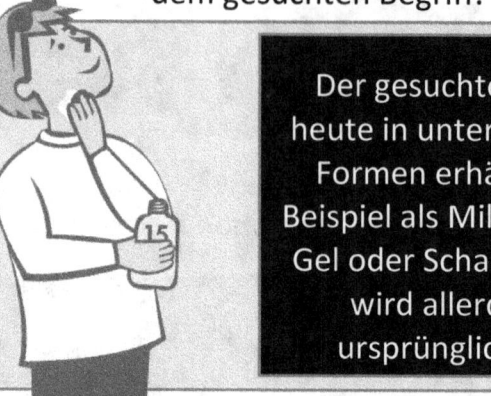

Der gesuchte Begriff ist heute in unterschiedlichen Formen erhältlich, zum Beispiel als Milch, Spray, Öl, Gel oder Schaum. Gesucht wird allerdings die ursprüngliche Form.

Der gesuchte Begriff schützt vor Sonnenbränden, und es gibt ihn mit verschiedenen Lichtschutzfaktoren.

Der gesuchte Begriff lautet:

„Sonnencreme"

Der gesuchte Begriff ist ein beliebtes Strandutensil.

Der gesuchte Begriff ist wasserdicht.

Der gesuchte Begriff hat ein oder mehrere Ventile, die zum Aufblasen und Auslassen von Luft dienen.

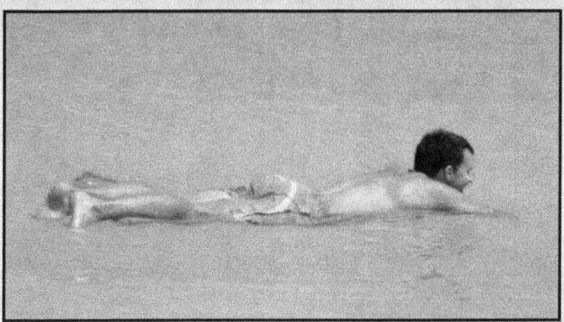

Der gesuchte Begriff besteht aus dem Material PVC oder aus dem Material Gummi.

Gerne wird der gesuchte Begriff auch zur Schwimmhilfe umfunktioniert.

Der gesuchte Begriff wird auch gerne als Liegeunterlage am Strand genutzt.

Der gesuchte Begriff lautet:

„Luftmatratze"

Der gesuchte Begriff ist eine beliebte Bade- bzw. Strandkleidung.

Der Anfangsbuchstabe lautet T wie Theodor.

Der gesuchte Begriff besteht aus 5 Buchstaben.

Besonders gerne tragen brasilianische Frauen die gesuchte Badekleidung. Natürlich ist das nur ein Vorurteil – von Männern.

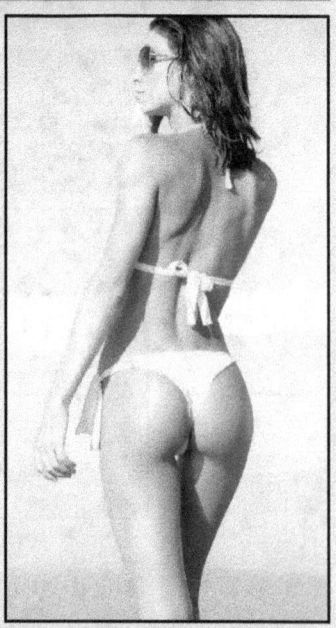

Der gesuchte Begriff ist ein sehr knapp geschnittener Bikini oder Slip.

Bei dem gesuchten Begriff handelt es sich um eine bestimmte Bikinihose.

Der gesuchte Begriff lautet:

„Tanga"

Der gesuchte Begriff ist die Nachbildung eines bestimmten Bauwerks.

Bei der Bauvorlage handelt es sich um eine mittelalterliche Befestigungsanlage.

Eine andere Bezeichnung für das gesuchte Bauwerk ist auch Kleckerburg.

Der gesuchte Begriff besteht zum größten Teil aus Sand.

Gerne wird das gesuchte Bauwerk mit allerlei Strandgut verziert.

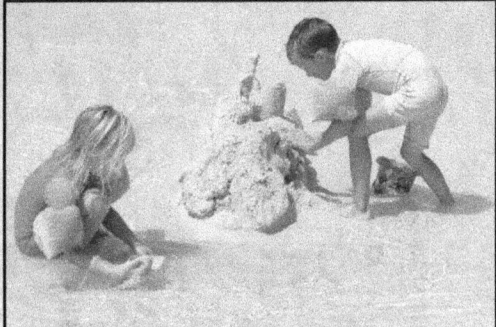

Der gesuchte Begriff gehört zum beliebtesten Sandkasten-Bauwerk für Kinder. Im Urlaub ist dieses Bauwerk aber auch am Strand zu finden.

Der gesuchte Begriff lautet:

„Sandburg"

Der Geschmack von exotischen Früchten entführt uns oft in ferne paradiesische Welten. Der nun gesuchte Begriff ist so eine Paradiesfrucht.

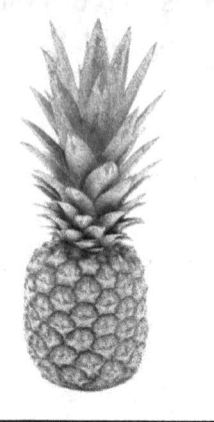

Die gesuchte Frucht hat an ihrer Spitze große, feste, lange Blätter, die sehr spitz sind.

Die Fruchtschale der gesuchten Frucht ist nicht zum Verzehr geeignet.

Die Schale der gesuchten Frucht sieht warzig und schuppig aus.

Das Fruchtfleisch der gesuchten Frucht ist von gelber bis rötlicher Farbe.

Die gesuchte Frucht ist sehr süß und sehr saftig.

Der gesuchte Begriff lautet:

„Ananas"

Der gesuchte Begriff ist ein Kleidungsstück, das gerne am Pool oder Strand getragen wird.

Bei diesem Kleidungsstück handelt es sich um eine Fußbekleidung.

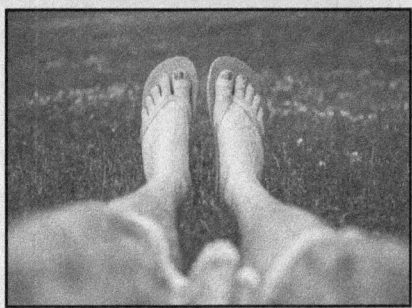

Der gesuchte Begriff wird aus Kunststoff oder Gummi gefertigt.

Bei dieser Fußbekleidung handelt es sich um einen wasserunempfindlichen Schuh.

Gerne wird der gesuchte Begriff auch als Hausschuh und als sommerlicher Sandalenersatz in der Freizeit genutzt.

Umgangssprachlich sagt man zu dem gesuchten Begriff auch Badeschlappen, Badeschlapfen, Badelatschen oder Flipflops.

Der gesuchte Begriff lautet:

„Badesandalen"

Der gesuchte Begriff ist eine exotische Frucht.

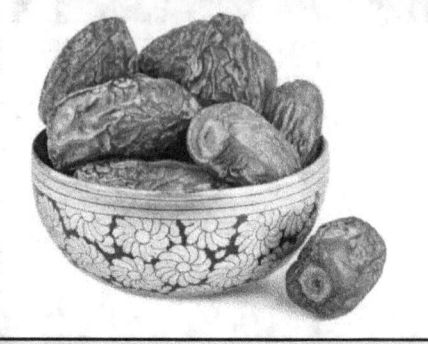

Bereits vor über 6.000 Jahren wurde die gesuchte Frucht im Orient als Kulturpflanze angebaut.

In der Mitte der gesuchten Frucht befindet sich ein länglicher Kern.

Die gesuchte Frucht wird bis zu 3 cm groß und ist sehr dickfleischig. Sie wächst auf Bäumen.

Die Farbe der gesuchten Frucht ist gelblich bis rötlich-braun.

Der Geschmack der gesuchten orientalischen Frucht ist leicht honigartig.

Der gesuchte Begriff lautet:

„Dattel"

In der heutigen Zeit wird Wanderurlaub immer beliebter. Der gesuchte Begriff gehört daher auf jeden Fall in den Rucksack.

Bei dem gesuchten Begriff handelt es sich um ein Kleidungsstück.

Der gesuchte Begriff besteht aus wasserdichtem oder wasserabweisendem Material.

Das Kleidungsstück ist meistens auch mit einer Kapuze ausgestattet.

Der gesuchte Begriff ist vor allem bei Regeneinbruch hilfreich.

Umgangssprachlich wird der gesuchte Begriff auch Pelerine, Verhüteli, Olla oder Regencape genannt.

Der gesuchte Begriff lautet:

„Regenjacke"

Die Hauptaufgabe des gesuchten Begriffs ist die Beförderung von Urlaubern, aber auch Fracht.

Der gesuchte Begriff ist eine allgemeinsprachliche Bezeichnung für das Objekt.

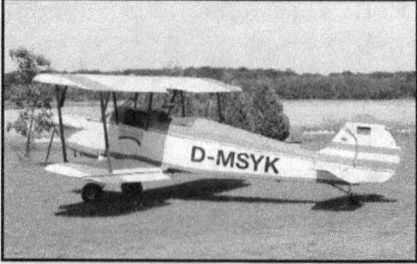

Ohne die Pioniere Otto Lilienthal und Clement Ader würde es den gesuchten Begriff nicht geben.

Der gesuchte Begriff ist die allgemeinsprachliche Bezeichnung für ein motorgetriebenes Luftfahrzeug.

In einem Airport steigen die zu befördernden Personen in den gesuchten Begriff.

Der gesuchte Begriff ist ein Flugzeug, das ist richtig, aber gesucht wird ein ganz bestimmter Ausdruck. Der Anfangsbuchstabe lautet M wie Madagaskar.

Der gesuchte Begriff lautet:

„Motorflugzeug"

Der letzte Begriff gehört zu den Dingen, die man auf keinen Fall bei Urlaubsantritt vergessen sollte.

Der gesuchte Begriff wird nicht nur im Urlaub benötigt und verwendet.

Der gesuchte Begriff ist ein Hygieneartikel, der in jede Kulturtasche gehört.

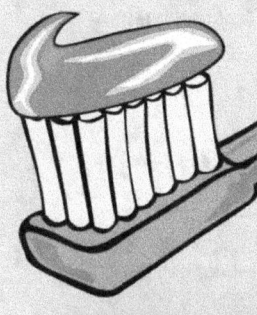

Im Durchschnitt benutzen wir den gesuchten Begriff täglich zwei- bis drei-mal. Auch wenn wir nicht im Urlaub sind.

Der gesuchte Begriff wird zur mechanischen Reinigung verwendet.

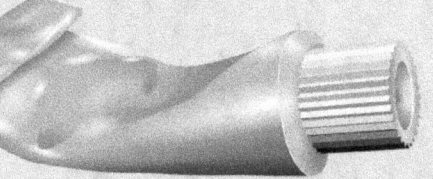

Die Zahnbürste ist der beste Freund des gesuchten Begriffs.

Der gesuchte Begriff lautet:

„Zahnpasta"

Aktuelle Buchempfehlungen 2017

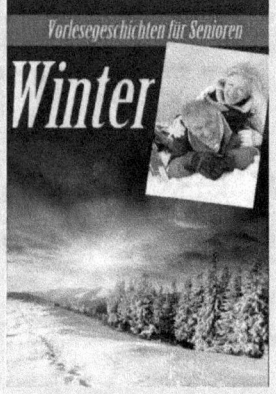

Vorlesegeschichten für Senioren

Winter

Diese Geschichten sind einfach und verständlich aufgebaut, haben ein Hauptthema, mit dem sich der Zuhörer oder die Zuhörerin identifizieren kann, und sind im Idealfall sehr kurz, aber dennoch spannend. In den folgenden Geschichten geht es um das Thema „Winter" Anekdoten, Märchengeschichten, Alltagsgeschichten und Erinnerungen.

ISBN-13: 978-1548685348

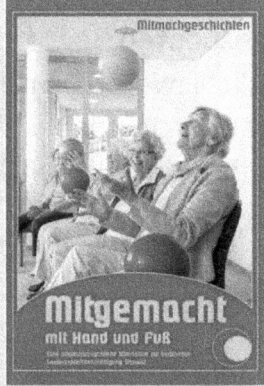

Seniorenbeschäftigung

Mitgemacht mit Hand und Fuß

Eine abwechslungsreiche Alternative zur berühmten Seniorenkreisbeschäftigung „Sitztanz" Der Sitztanz gehört zu den wohl bekanntesten körperlichen Bewegungsförderungen in der Seniorenbetreuung und wird in vielen Einrichtungen von Betreuungskräften gemäß §§ 43b, 53c SGB XI durchgeführt. Dadurch…

ISBN-13: 978-1548712297

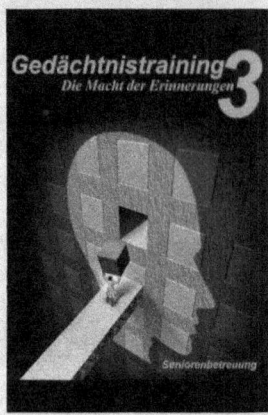

Rate-Spaß für Senioren

Gedächtnistraining 3
Die Macht der Erinnerungen

In der dritten Ausgabe unserer Arbeitsmaterial-Broschüre finden Sie über 333 einfache Fragen und Antworten zu diversen Themen. Diese können Sie leicht, als Ergänzung, in Ihr eigenes Beschäftigungsangebot integrieren, oder auch als umfangreiches, separates Gedächtnistraining verwenden.

ISBN-13: 978-1540893369

Aktuelle Buchempfehlungen 2017

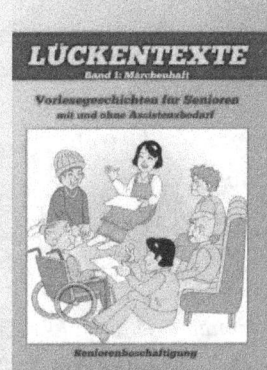

Seniorenbeschäftigung
Lückentexte:
Band 1: Märchenhaft
In diesem Heft finden Sie eine Vielzahl von kleinen, leichtverständlichen Lückentextgeschichten, die sich ideal für eine zehnminütige Seniorenbeschäftigungsmaßnahme eignen. Der Arbeitsablauf ist dabei so einfach gehalten, dass dieser sich von selbst erklärt.

ISBN-13: 978-1541264427

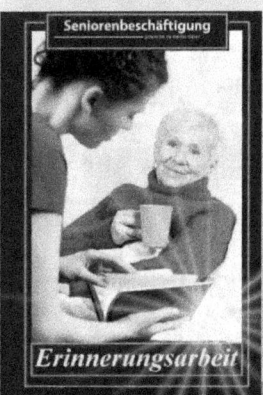

Seniorenbeschäftigung
Erinnerungsarbeit
Dieses einfache und niederschwellige Beschäftigungsprogramm ist für Senioren der Pflegestufe 0, 1 und 2 sowie mit Einschränkungen auch der Pflegestufe 3. Es geht hierbei um Wiedererkennen (Erinnern) und vervollständigen von altbekannten Sprichwörtern, Kinderreimen, Poesiesprüchen, Zitaten, Bauernweisheiten und Werbesprüchen aus der Kindheit der Senioren.
ISBN-13: 978-1530489961

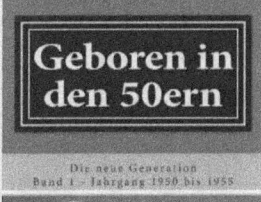
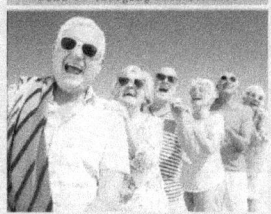

Seniorenbeschäftigung
Geboren in den 50ern:
Die neue Generation: Band 1
Im Wandel der Zeiten verändert sich auch die Generation der Seniorenheimbewohner. Aus der Kriegsgeneration wird immer mehr die Nachkriegsgeneration und diese hat natürlich andere Erinnerungen aus ihrer Kindheit und Jugend als die Generation, die bisher überwiegend gepflegt und betreut wurde. So müssen sich jetzt auch …

ISBN-13: 978-1533495532

Quellenangabe:

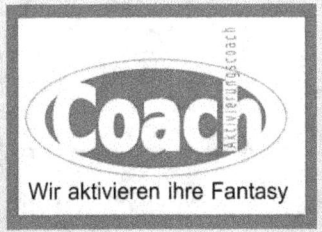

Wir aktivieren ihre Fantasy

Sehr geehrte Leserinnen und Leser,

stetig sind wir bemüht, Ihnen interessante und spannende Buchprojekte zu präsentieren. Dabei versuchen wir auch, Ihnen als freie Selfpublisher möglichst professionelle und unterhaltsame Texte anzubieten. Alle diese Texte werden mit großer Liebe und Hingabe erstellt und anschließend von einem professionellen Korrektor geprüft. Dennoch kann es vorkommen, dass sich der ein oder andere kleine Fehler trotz aller Sorgfalt eingeschlichen hat. Sollte dies der Fall sein, bitten wir, dies zu entschuldigen. Über eine kurze Info- bzw. Fehler-E-Mail würden wir uns freuen, sodass wir diesen Fehler zeitnah entfernen können.

Wir wünschen Ihnen weiter viel Vergnügen mit unseren Büchern und verbleiben mit freundlichen Grüßen

Denis Geier

mail@AktivierungsCoach.de